Pallavi Kumari

Ergonomia na medicina dentária

Pallavi Kumari

Ergonomia na medicina dentária

Doenças músculo-esqueléticas relacionadas com o trabalho

ScienciaScripts

Imprint

Any brand names and product names mentioned in this book are subject to trademark, brand or patent protection and are trademarks or registered trademarks of their respective holders. The use of brand names, product names, common names, trade names, product descriptions etc. even without a particular marking in this work is in no way to be construed to mean that such names may be regarded as unrestricted in respect of trademark and brand protection legislation and could thus be used by anyone.

Cover image: www.ingimage.com

This book is a translation from the original published under ISBN 978-620-7-80611-9.

Publisher:
Sciencia Scripts
is a trademark of
Dodo Books Indian Ocean Ltd. and OmniScriptum S.R.L publishing group

120 High Road, East Finchley, London, N2 9ED, United Kingdom
Str. Armeneasca 28/1, office 1, Chisinau MD-2012, Republic of Moldova, Europe
Printed at: see last page
ISBN: 978-620-7-95329-5

ÍNDICE

ABBREVIATIONS:

MSD: MUSCULO SKELETAL DISORDER

WRMD: WORK RELATED MUSCULO-SKELETAL DISORDERS

PSPs: PROLONGED STATIC POSTURES

RSIs: REPETITIVE STRAIN INJURIES

CTS: CARPEL TUNNEL SYNDROME

BMI: BODY MASS INDEX

NSW: NEW SOUTH WALES

INTRODUÇÃO :

Tornar os ambientes de trabalho tão confortáveis quanto possível para os trabalhadores é um fator-chave para ter uma força de trabalho produtiva. No entanto, não deve ser necessária a ocorrência de uma doença ou lesão para que a ergonomia adequada no local de trabalho seja considerada.

A ergonomia tem a ver com o ambiente em que se trabalha e com a forma como a pessoa é capaz de realizar as tarefas nesse ambiente. As ferramentas utilizadas pelos trabalhadores para realizar as suas tarefas também são consideradas no estudo da ergonomia. A importância da ergonomia no local de trabalho reside na capacidade de cada trabalhador trabalhar num espaço que seja ideal para desempenhar bem as suas funções.

A atenção à ergonomia é dada através da configuração do posto de trabalho de forma a diminuir o risco de dores de cabeça, fadiga ocular, dores nas costas, dores no pescoço e até mesmo bursite ou problemas nos tendões, que estão frequentemente associados à realização das mesmas tarefas repetidamente. De facto, a maioria das lesões que ocorrem no trabalho estão relacionadas com movimentos repetitivos, má postura, curvar-se, levantar objectos pesados e cair (WebMD.com,). A ergonomia pode ajudar a evitar todas estas armadilhas. Naturalmente, existem inúmeros benefícios em manter os trabalhadores saudáveis. Mark Middlesworth escreve que "as empresas líderes estão a integrar profundamente a ergonomia em todas as suas operações" e enumera os seus benefícios comprovados.

A utilização de ferramentas ou equipamentos ergonomicamente concebidos e a introdução de medidas de carácter ergonómico que ajudam a reduzir a tensão física relacionada com o trabalho contribuem em grande medida para a garantia da segurança, bem como para a prevenção de perturbações músculo-esqueléticas, como as dores de costas, e para o aumento da produtividade. Embora a percentagem de trabalhadores da primeira e segunda indústrias tenha continuado a diminuir a nível nacional à medida que a estrutura industrial se alterava, as dores nas costas ainda representam atualmente cerca de 60% das doenças relacionadas com o trabalho ("Estudo sobre doenças relacionadas com o trabalho" do Ministério do Trabalho, da Saúde e da Segurança Social, 2008). Ainda temos muitos problemas que devem ser resolvidos com a introdução da ergonomia.

A ergonomia melhora a produtividade: Middlesworth observa que a conceção de um local de trabalho que promova a boa saúde só pode tornar os trabalhadores mais eficientes. Criar um ambiente que permita uma boa postura, menos esforço, menos movimentos e melhores alturas e alcances, diz ele, ajudará a criar uma equipa muito mais produtiva. Afinal de contas, como seres humanos, todos partilhamos a necessidade de estarmos confortáveis, independentemente do local onde nos encontramos.

A ergonomia melhora a qualidade: Por falar em conforto, ninguém gosta de se sentir frustrado e cansado. Middlesworth salienta que as pessoas não são capazes de trabalhar corretamente quando sentem essas tensões. A ergonomia melhora o envolvimento dos empregados. Diz-se frequentemente que uma equipa feliz é uma equipa produtiva. E isso implica frequentemente relações fortes entre os vários membros de uma equipa de trabalho

A ergonomia cria uma melhor cultura de segurança: "A ergonomia demonstra o empenho na segurança e na saúde como um valor fundamental", escreve Middlesworth, "O efeito cumulativo dos quatro benefícios anteriores da ergonomia é uma cultura de segurança mais forte.

A ergonomia é uma ciência prática que nos ajuda a obter segurança, proteção e conforto e a manter e melhorar a nossa saúde. Por conseguinte, os domínios que abrange variam significativamente.

As razões acima referidas criaram interesse por este assunto e motivaram-me a explorar este tema em profundidade.

O Bureau of Labor Statistics (BLS) federal definiu as perturbações músculo-esqueléticas (MSD) como lesões e perturbações dos músculos, nervos, tendões, ligamentos, articulações, cartilagens e discos da coluna vertebral.

As LME não incluem lesões resultantes de escorregadelas, tropeções, quedas ou acidentes semelhantes. Exemplos de LME incluem muitos tipos de entorse e distensão, síndroma do túnel cárpico, tendinite, ciática e lombalgia. As LME resultam de reacções corporais devidas a dobrar, trepar, rastejar, alcançar ou torcer, e de esforço excessivo e repetitivo. [1]

A prevalência de perturbações músculo-esqueléticas é cada vez mais comum em todo o mundo nas últimas décadas. As perturbações músculo-esqueléticas relacionadas com o trabalho (WRMD) têm um efeito deletério que produz incapacidade relacionada com o trabalho entre os trabalhadores, com consequências financeiras consideráveis devido à indemnização dos trabalhadores e às despesas médicas. Foram identificados vários factores relacionados com o trabalho que predispõem a estas perturbações [2]

As perturbações músculo-esqueléticas são um perigo comum para o pessoal dentário. As perturbações músculo-esqueléticas caracterizam-se pela presença de desconforto, incapacidade ou dor persistente nas articulações, músculos, tendões e outras partes moles. São causadas ou agravadas por movimentos repetidos e posturas corporais prolongadas, incómodas ou forçadas [3]

As lesões músculo-esqueléticas (LME) afectam normalmente os sistemas de suporte humano, como os músculos, os tendões, os nervos, os vasos sanguíneos, os ossos e as articulações. As LME podem ocorrer devido a um único evento ou a traumatismos repetidos. As LME são um dos problemas de saúde ocupacional mais importantes para os profissionais de medicina dentária, nomeadamente os dentistas [4]

Os profissionais de medicina dentária correm um elevado risco de sofrer de problemas no pescoço e nas costas devido à área de trabalho limitada e à visão reduzida associada à cavidade oral. Assim, devido a estas restrições de trabalho, os dentistas têm de assumir posições corporais de esforço para conseguir um bom acesso e visibilidade no interior da cavidade oral. Além disso, os procedimentos dentários são normalmente longos e requerem muito mais concentração durante o trabalho. As dores localizadas nas áreas das vértebras cervicais e lombares têm sido consideradas as queixas mais comuns entre o pessoal dentário. Geralmente, a forma da coluna vertebral, as alterações do envelhecimento, os músculos fracos, a prática postural, os movimentos, as técnicas de elevação e o stress mecânico foram identificados como factores que contribuem para o pescoço e as costas. Outro inquérito a 465 dentistas canadianos da área de Toronto revelou que 62,2% tinham sofrido de dores nas costas e no pescoço em algum momento das suas vidas, enquanto 36,3% sofriam atualmente desses problemas. Setenta por cento dos dentistas deste inquérito nunca tinham faltado ao trabalho devido a um problema de costas e 62% dos que tinham dores de costas tinham faltado menos de uma semana. Num estudo realizado em Nova Gales do Sul, Austrália, 59% dos dentistas que participaram no estudo referiram dores nas costas durante o mês anterior. Um inquérito a dentistas no sul da Tailândia indicou que 63,3% tinham tido dores nas costas. Os auxiliares dentários também têm problemas de costas. 5

A medicina dentária é uma profissão exigente que requer concentração e precisão. Devido à área de trabalho limitada, os dentistas têm de manter uma postura de trabalho muito inflexível. Normalmente, a maioria dos dentistas trabalha numa posição sentada, do lado direito do doente, em que este se encontra numa posição supina, e normalmente têm um assistente do lado esquerdo do doente. Assim, estudos demonstraram que os dentistas têm um risco elevado de desenvolver perturbações músculo-esqueléticas. A imposição da carga de trabalho é um fator importante na ocorrência de sintomas músculo-esqueléticos em geral e, especificamente, de lombalgia na população ativa. Em toda a sociedade ocidental, a dor lombar na população ativa tem aumentado dramaticamente. Os estudos registam uma maior incidência e prevalência de sintomas músculo-esqueléticos e de dores nas costas entre os dentistas do que noutros grupos profissionais. Os estudos referem uma prevalência de 30 a 70% de dores músculo-esqueléticas entre os dentistas [6]

As perturbações músculo-esqueléticas relacionadas com o trabalho, especialmente do pescoço e das extremidades superiores, são comuns entre os dentistas, higienistas dentários e, em certa medida, assistentes dentários. As perturbações causam longos períodos de incapacidade para o trabalho, sendo frequentemente necessário tratamento. Como o trabalho dentário é uma tarefa de precisão que exige visão, produz uma carga de trabalho estática prolongada para o pescoço, os ombros e os braços [7]

As perturbações músculo-esqueléticas são queixas comuns que têm um grande impacto na qualidade de vida relacionada com a saúde, bem como no desempenho e na produtividade no trabalho. As perturbações músculo-esqueléticas relacionadas com o trabalho são responsáveis por um grande número de incapacidades e de dias de indemnização dos trabalhadores em muitos países.

Mecanismos que conduzem a perturbações músculo-esqueléticas (MSDs) em medicina dentária

1. Posturas estáticas prolongadas (PSPs): Os dentistas assumem frequentemente posturas estáticas, que requerem a contração de mais de 50 por cento dos músculos do corpo para manter o corpo imóvel, resistindo à gravidade.

Quando o corpo humano é sujeito repetidamente a PSPs, pode dar início a uma série de eventos que podem resultar em dores, lesões ou numa MSD que ponha fim à carreira.

2. Desequilíbrios musculares: Durante o tratamento, os operadores devem esforçar-se por manter uma postura neutra e equilibrada. Mesmo com as melhores posturas ergonómicas, os operadores podem encontrar-se em posturas incómodas sustentadas. A inclinação para a frente e a rotação repetida da cabeça, do pescoço e do tronco para um dos lados causam isquémia e dor, exercendo forças assimétricas que podem provocar um desalinhamento da coluna vertebral e uma diminuição da amplitude de movimentos.

3. Isquémia e necrose muscular: Com as melhores posturas de trabalho, os operadores dentários continuam a manter contracções estáticas dos músculos do tronco. Em caso de desvio da posição neutra, os músculos contraem-se mais para manter a postura de trabalho. À medida que os músculos ficam fatigados, esta contração prolongada pode causar isquemia muscular.

4. Em condições normais, os tecidos danificados são reparados durante os períodos de repouso. No entanto, em medicina dentária, o

- Hábitos de trabalho incorrectos
- Genética
- Condições médicas
- Fraco nível de fitness
- Stress físico/mental

- Falta de repouso/recuperação

- Má alimentação

- Dormência nos dedos e nas mãos

- Falta de jeito e queda de objectos

- Hipersensibilidade nas mãos e nos dedos Meenakshi Rana et al.

Ergonomics for Dental Professionals Santosh University Journal of Health Sciences 2015;1(2):68-72 70 danos excedem frequentemente a taxa de reparação devido a períodos de repouso insuficientes.

Pode ocorrer necrose muscular.

Articulações hipomóveis: quando as articulações são restringidas devido a contracções musculares, a produção de líquido sinovial é reduzida drasticamente e pode resultar em hipomobilidade articular.

Hérnia e degenerescência dos discos da coluna vertebral: Na posição sentada sem apoio, a pressão nos discos vertebrais lombares aumenta 40% acima da pressão exercida na posição de pé. Durante a flexão e rotação para a frente, uma posição frequentemente assumida pelos operadores dentários, a pressão aumenta 400% .

A maior parte dos factores de risco tipicamente associados a perturbações músculo-esqueléticas (MSD) experimentadas por dentistas, higienistas dentários e assistentes dentários, incluindo força, repetição e posturas incómodas e (particularmente) estáticas [8]

Dados de inquéritos sobre a saúde e a função dos dentistas, em grande parte provenientes de fora dos Estados Unidos, mostraram a apreensão de que os dentistas podem estar sujeitos a um risco elevado de lesões e dores crónicas devido a exposições músculo-esqueléticas. Burke et al. referiram que os problemas nas mãos relacionados com o trabalho dos dentistas eram uma das principais razões para a reforma antecipada entre os dentistas britânicos.

Tem havido uma série de alertas gerais de que a prática da medicina dentária acarreta riscos elevados de doenças e lesões incapacitantes e potencial perda prematura de carreira devido a posturas estáticas e posições prolongadas e adversas dos braços e do pescoço.

Num estudo sobre dentistas neerlandeses com seguro de invalidez, observou-se que 7% dos dentistas necessitavam de uma licença por doença prolongada, sendo que 30% desta fração permanecia fora do mercado de trabalho durante mais de um ano. O autor estimou que pelo menos 15% dos pedidos de indemnização estavam relacionados com o trabalho e concluiu que 50% dos dentistas eram susceptíveis de se reformar prematuramente devido a problemas de saúde.

Vários investigadores concluíram que a medicina dentária exige uma correção ergonómica para evitar o elevado risco de lesões físicas e implica a exposição a factores de risco físicos e organizacionais. [14]

Todos os estudos de investigação ou revisões da literatura, que relataram a prevalência de sintomas músculo-esqueléticos e ou potenciais factores de risco para este problema em dentistas, a literatura sugere que a prevalência de dor músculo-esquelética geral varia entre 64% e 93%. As regiões mais prevalentes de dor nos dentistas são as costas (36,3-60,1%) e o pescoço (19,8-85%) [22]

A frequência de LME no pescoço e nos ombros tem sido documentada na literatura (com consistência variável) entre os profissionais de medicina dentária. Uma revisão de 2001 referiu um intervalo de 17-31% de dentistas gerais e especialistas com sintomas cervicais, com base em 11 artigos revistos. Uma revisão actualizada dos sintomas cervicais encontrou um intervalo de 17-73% de dentistas [36]

Nos países desenvolvidos, os estudos epidemiológicos sugerem que as perturbações músculo-esqueléticas são as mais prevalentes e afectam 20-40% da população adulta. A opinião de que um trabalho psicossocial e fisicamente stressante é uma das principais causas de perturbações músculo-esqueléticas é apoiada por vários estudos. As profissões que implicam movimentos estáticos, monótonos ou repetitivos de longa duração (por exemplo, dentistas, higienistas dentários) estão associadas ao desenvolvimento de sintomas e perturbações precoces no pescoço e nos ombros. Isto indica os efeitos positivos de mais movimentos e mudanças de postura no trabalho. Na última década, a investigação sobre o stress relacionado com o trabalho e as tensões corporais tem sido uma área de investigação intensiva[46].

Desde a década de 1980, os estudos têm registado uma elevada prevalência de dores nas costas entre os dentistas. Durante o inquérito a 432 dentistas na Dinamarca, dos quais 90,4% utilizavam a técnica de operação sentada, verificou-se que 60% sofriam de dores no pescoço e nas costas.

Justificação do estudo A prevalência de perturbações músculo-esqueléticas tornou-se cada vez mais comum em todo o mundo nas últimas décadas.

As perturbações músculo-esqueléticas relacionadas com o trabalho são um dos problemas de saúde ocupacional mais importantes para os profissionais de medicina dentária. As perturbações causam longos períodos de incapacidade para o trabalho, sendo frequentemente necessário tratamento.

A partir deste estudo, os dentistas poderão identificar os riscos que podem controlar e rever as suas actividades. Os dentistas podem fornecer recomendações adequadas para cada risco, o que será útil para eles.

Além disso, ajudará a estabelecer orientações ergonómicas para o espaço, o equipamento, o mobiliário e as condições ambientais que são obrigatórias na conceção do local de trabalho.

Este estudo também ajudará a descobrir a área que falta a um dentista, especialmente no que diz respeito à sua postura antes de realizar qualquer atividade. Além disso, ajudará ao desenvolvimento profissional, que é obrigatório na situação atual. A partir deste estudo, o investigador pode identificar os factores de risco do local de trabalho que são prejudiciais.

Assim, o investigador pode ajudá-los a ensinar e a dar uma educação adequada sobre a postura, a condição e os métodos preventivos. Desta forma, desenvolver-se-á uma boa relação com os dentistas e outros profissionais médicos, o que é muito importante para a abordagem MDT. E ajudará a descobrir o papel e a importância da fisioterapia em todos os sectores do Bangladesh.

As LME podem causar muita dor e sofrimento aos afectados[40] . Estas são as lesões com perda de tempo mais comuns e os problemas profissionais mais dispendiosos. As actividades profissionais que podem causar LME abrangem diversos locais de trabalho e operações. As LME podem diminuir a produtividade e a qualidade dos produtos e serviços. Os trabalhadores que sofrem de dores no trabalho podem não ser capazes de efetuar um trabalho de qualidade.

As perturbações músculo-esqueléticas são os riscos mais comuns para o pessoal dentário e são causadas ou agravadas por movimentos repetidos e posturas corporais prolongadas, incómodas ou forçadas [50]

As falhas posturais mais comuns entre os dentistas e os auxiliares de medicina dentária são a inclinação e/ou a flexão e torção excessivas do pescoço, a inclinação para a frente a partir da cintura, a elevação dos ombros e a inclinação ou torção geral das costas e [3]

As perturbações músculo-esqueléticas relacionadas com o trabalho são perturbações dos músculos, tendões, ligamentos e nervos que se desenvolvem devido a factores relacionados com o trabalho, como o trabalho repetitivo ou actividades com posturas incómodas, com sintomas de dor, dores, parestesias, formigueiro, dormência e rigidez, etc. Alguns exemplos de perturbações músculo-esqueléticas incluem dores nas costas, dores no pescoço, síndroma do túnel cárpico, tendinite e tenossinovite, etc.

Objetivo: reduzir o esforço de força, permitindo simultaneamente um posicionamento neutro da articulação

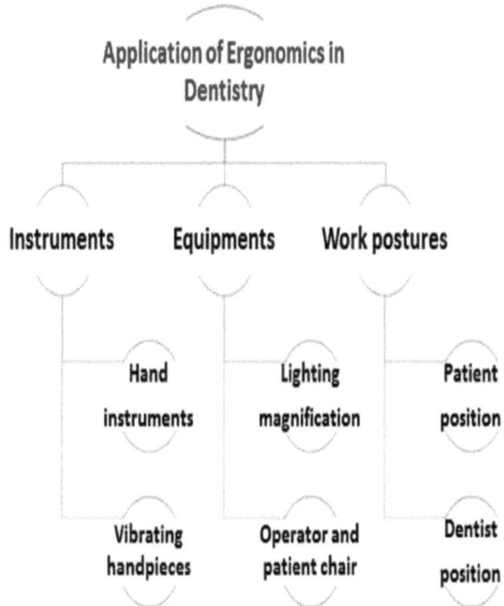

<u>**Instrumentos de mão:**</u>

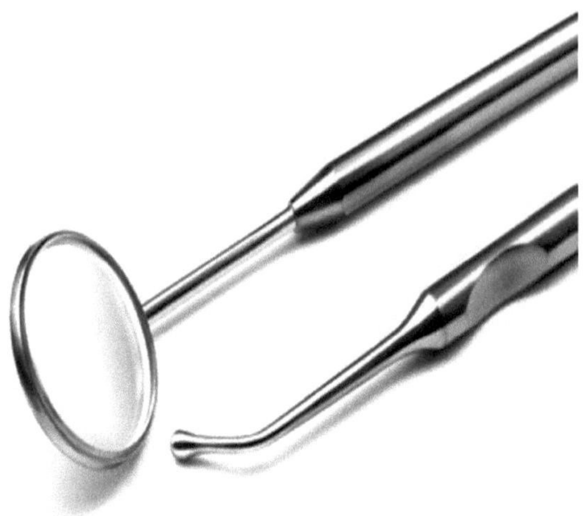

<u>**Forma e tamanho do punho**</u>:

-O diâmetro dos instrumentos **dentários** varia entre 5,6 e 11,5 mm.

-Os diâmetros maiores da pega reduzem a carga muscular da mão e a força de aperto.

-Mangas que se adaptam às pegas dos espelhos.

-Uma pega redonda VS pega hexagonal.

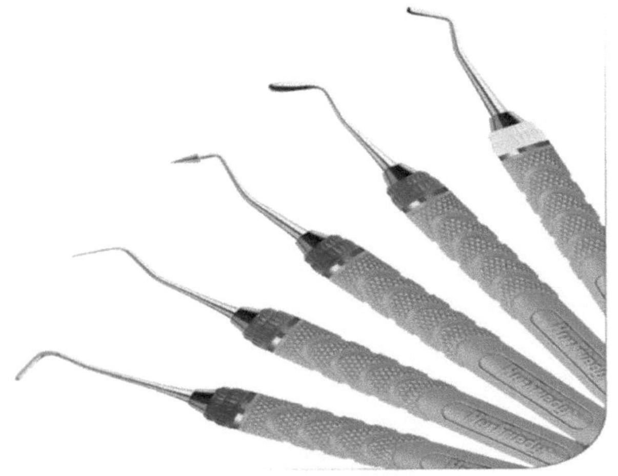

Peso: - Instrumentos leves (15 g ou menos).

- Oco VS Resina

Equilíbrio:

-O instrumento deve estar igualmente equilibrado na mão, de modo a reduzir a tendência para desviar o pulso.

Nitidez:

-À medida que uma ferramenta se torna cega, é necessária mais força para realizar as tarefas.

Textura:

-Cabos serrilhados, como os padrões em forma de diamante ou cruzados

Os instrumentos codificados por cores são mais fáceis de identificar

Peça de mão dentária:

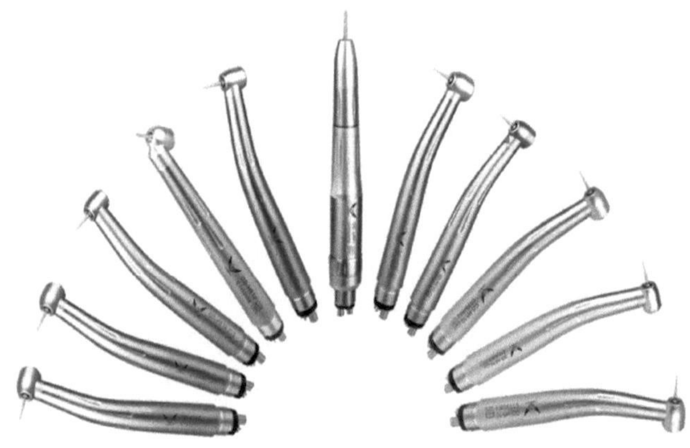

Ao selecionar peças de mão, procure:

- Modelos leves e equilibrados (de preferência sem fios).

- Potência suficiente.

- Fontes de luz incorporadas.
Angular vs. haste reta.

Disposição do equipamento:

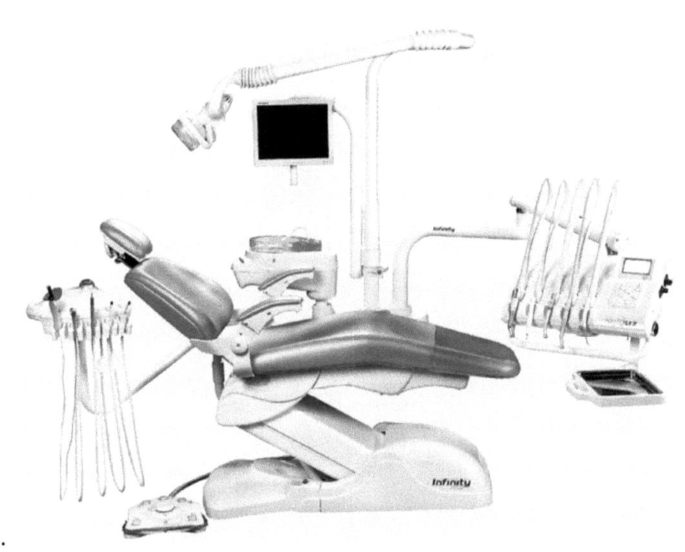

O equipamento dentário deve estar localizado de forma a permitir manter uma postura de trabalho neutra e reduzir o desvio postural durante o trabalho.

<u>Iluminação:</u>

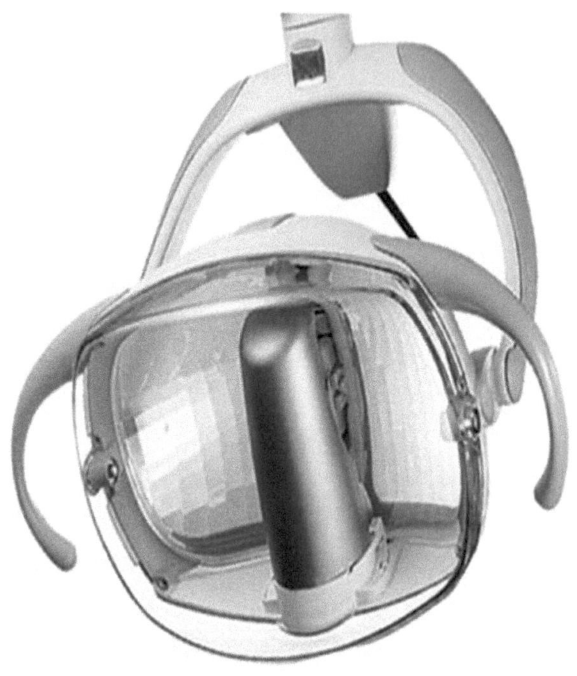

Objetivo: produzir uma iluminação uniforme, sem sombras e com correção de cor, concentrada no campo operatório, para evitar posturas de trabalho incómodas.

O candeeiro suspenso deve ser posicionado o mais próximo possível da linha de visão.

Espelhos de mão para refletir a luz

Utilizar fibra ótica na peça de mão.

<u>Cadeira do operador:</u>

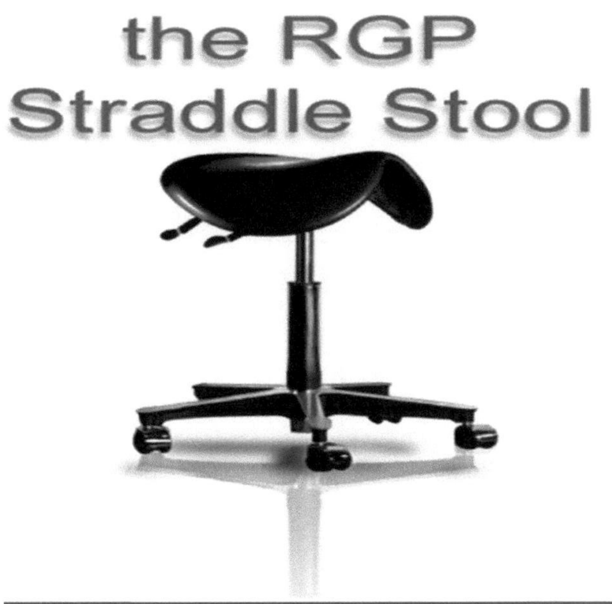

-proporciona um assento ótimo que permite um posicionamento adequado da coluna vertebral e da bacia.

O banco Straddle pré-posiciona-o numa inclinação pélvica anterior.

-O ângulo do assento permite um equilíbrio adequado dos músculos do núcleo e permite a manutenção da curvatura normal sem a utilização de um encosto e sem colocar tensão na coluna vertebral inferior.

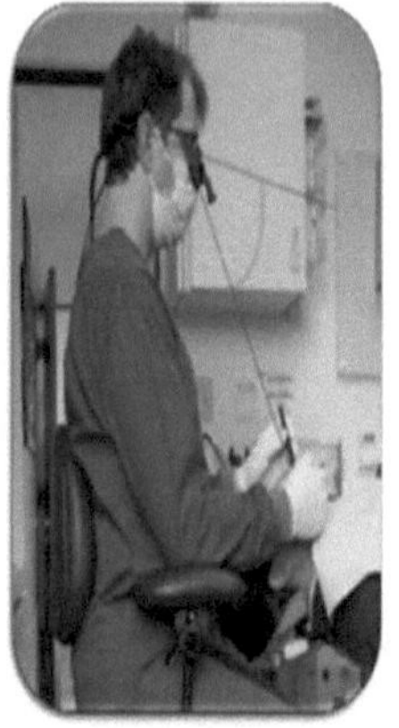
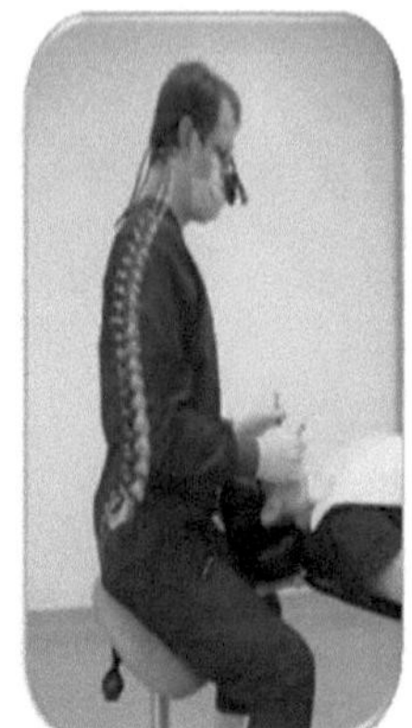

Normal stool   RGP Straddle Stool

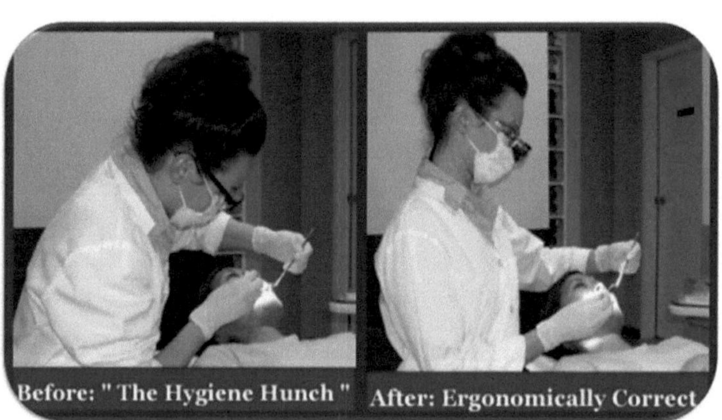

<u>**Posição do doente:**</u>

"Posição supina:

-Os calcanhares do doente devem estar ligeiramente mais altos do que a ponta do nariz. Esta posição mantém um bom fluxo sanguíneo para a cabeça.

-Um doente apreensivo tem mais probabilidades de desmaiar se for posicionado com a cabeça mais alta do que os calcanhares.

-O encosto da cadeira deve estar quase paralelo ao chão para as áreas de tratamento dos **maxilares**. (Queixo para cima).

3-Position and postures:

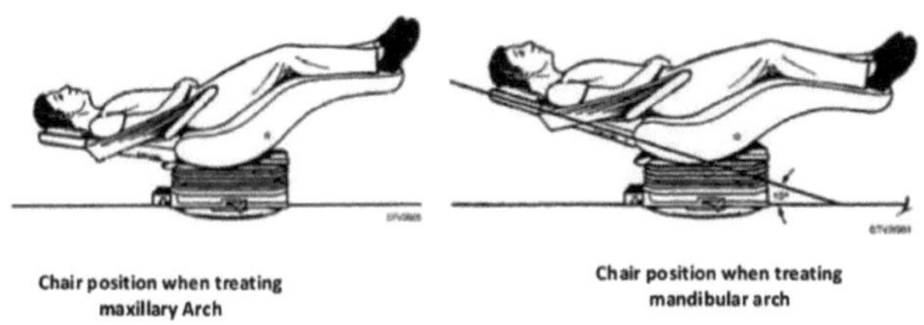

-O encosto da cadeira pode ser ligeiramente levantado para as áreas de tratamento **mandibulares**. (Queixo para baixo)

3-Position and postures:

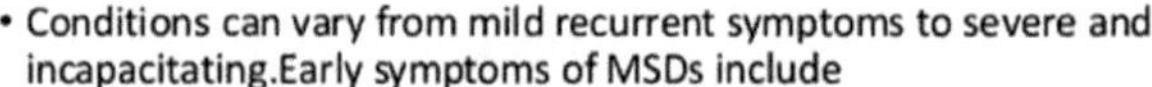

- <u>Neutral seated position in relation to the patient:</u>
1. Forearms parallel to the floor.
2. Weight evenly balanced.
3. Thighs parallel to the floor and knees are apart.
4. Hip angle of 90°.
5. Seat height positioned low enough.
6. Shoulders relaxed & parallel with floor.
7. Eyes directed downward.
8. (14-16) inches distance should be between the patient's mouth & clinician's eyes.
9. Elbows close to sides.
10. Patient's mouth at elbow height.

- Conditions can vary from mild recurrent symptoms to severe and incapacitating.Early symptoms of MSDs include
- pain
- Swelling
- Tenderness
- Numbness
- tingling sensation
- loss of strength.

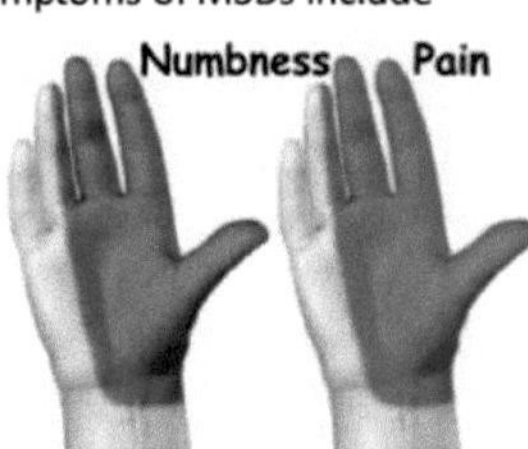

Wrist

- The wrist is in constant demand, often sustaining excessive and repeated stresses and strains.

- The safest position for the wrist is a straight or neutral position. Special care should be used to avoid bending the wrist downwards (flexion) or outwards (ulnar deviation).

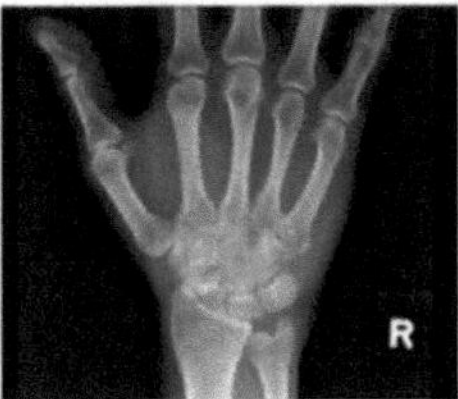

Working Posture and Techniques

- A neutral working posture is defined as one which supports uncompromised musculoskeletal balance of the clinician.
- most clinicians attempt to use a wide range of positions around the patient's head, often referred to as the "o'clock positions".

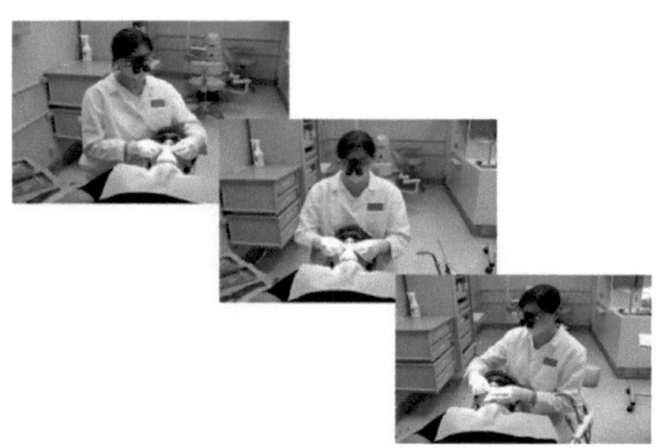

REVISÃO DA LITERATURA:
Perturbações músculo-esqueléticas do cotovelo:

Mintz, G e Fraga, A 1973[36] : Existe uma relação entre o fator físico da repetição e as LME do cotovelo. Os estudos geralmente definem a repetição, ou trabalho repetitivo, para o cotovelo como actividades de trabalho que envolvem a flexão e extensão cíclicas do cotovelo ou a pronação, supinação, extensão e flexão cíclicas do pulso que geram cargas na região do cotovelo/antebraço. Para efeitos de revisão, é incluído num estudo que examina a força ou o trabalho vigoroso ou cargas pesadas no cotovelo ou descreve a exposição como um trabalho extenuante que envolve os extensores ou flexores do antebraço, que pode gerar cargas na região do cotovelo/antebraço (Mintz & Fraga 1973). Os estudos que abordaram a postura ou examinaram trabalhadores em actividades ou ocupações que requerem pronação e supinação repetidas, flexão/extensão do pulso, isoladamente ou em combinação com extensão e flexão do cotovelo, têm hipóteses de serem afectados por DME. Os estudos que abordaram a postura ou examinaram trabalhadores nas actividades ou ocupações que requerem pronação e supinação repetidas, flexão/extensão do pulso, isoladamente ou em combinação com extensão e flexão do cotovelo, têm hipóteses de serem afectados por DME.

Herberts et al. 1984[28] :

Para o ombro, uma postura relaxada e neutra é aquela em que o braço pende diretamente para baixo ao lado do tronco.

Num estudo, as posturas em que o ângulo incluído era igual ou superior a 45 graus exigiam uma atividade substancial do músculo supra-espinhoso, enquanto a atividade do músculo deltoide sofria um aumento acentuado à medida que o ângulo de flexão ou abdução do ombro aumentava de 45 para 90 graus.

Sakakibara et al. 1987[50] :

Os estudos que examinaram a repetição como um fator de risco para as LME do ombro tinham vários factores de carga física de trabalho concomitantes ou em interação).

Putz-Anderson 1988[45:] As lesões músculo-esqueléticas relacionadas com o trabalho (LMERT) são síndromes caracterizadas por desconforto, incapacidade, deficiência ou dores persistentes nas articulações, músculos, tendões ou outros tecidos moles. São as doenças relacionadas com o trabalho mais frequentemente comunicadas pelos próprios em muitos locais de trabalho.

Quatro grupos diferentes de factores podem contribuir potencialmente para as LME:

--Factores físicos ou biomecânicos relacionados com o trabalho

--Factores organizacionais ou psicossociais relacionados com o trabalho

--Factores individuais ou pessoais

--Factores relacionados com os conteúdos sociais

Factores físicos: A aplicação de força manual sobrecarrega os músculos e os tendões dos braços. O trabalho repetitivo que utiliza os mesmos músculos e tendões pode ser responsável pela fadiga e pelas lesões. Em posturas incorrectas, as articulações são mais susceptíveis a lesões e os músculos têm menos capacidade de exercer força. Expõem as mãos a vibrações e contribuem para uma potencial perturbação da circulação sanguínea nos dedos e nos nervos da mão e do braço. Trabalhadores com posturas estáticas de longa duração este tipo de postura estática repetida pode dar origem a lesões, especialmente quando repetida durante meses ou anos. A permanência prolongada em pé pode provocar fadiga e desconforto nas pernas. Pode levar ao desenvolvimento de perturbações músculo-esqueléticas (por exemplo, pés doridos e outros problemas nos pés) e de varizes. Uma posição sentada prolongada exige que os músculos mantenham o tronco, o pescoço e os ombros numa posição fixa. Isto comprime os vasos sanguíneos dos músculos, reduzindo o fornecimento de sangue. Um fornecimento insuficiente de sangue acelera a fadiga e torna os músculos mais susceptíveis a lesões. A movimentação manual refere-se à transferência, empurrão, tração e transporte de cargas por um ou mais trabalhadores

Factores organizacionais e psicossociais : A exposição diária a factores de risco físico e o tempo insuficiente de repouso ou de recuperação contam-se entre os principais factores organizacionais que podem conduzir a lesões musculares. A tensão mental pode causar tensão muscular e aumentar a tensão física existente. As condições de trabalho que podem aumentar a tensão mental incluem Actividades psicologicamente exigentes, em que os trabalhadores estão expostos a elevados níveis de tensão no trabalho, pressão de trabalho e exigências mentais, como consequência, por exemplo, de prazos apertados e baixos níveis de autonomia e Actividades em que há pouco apoio de colegas, supervisores e gestores.

Factores individuais: Os indivíduos diferem na sua suscetibilidade às LME. Factores como a história clínica anterior, a capacidade física e a idade são muito importantes. A obesidade, a gravidez, a artrite reumatoide, o traumatismo agudo e as perturbações endocrinológicas são outros exemplos de factores individuais não profissionais que podem afetar a ocorrência de LME.

Factores relacionados com o contexto social:

O contexto social fornece alguns factores de risco não laborais importantes relacionados com as LME. Alguns tipos de desporto, actividades de lazer e trabalho doméstico em casa podem aumentar a suscetibilidade às LME. A relação entre as actividades de trabalho e uma determinada perturbação músculo-esquelética é multifatorial. Isto significa que, quando estão presentes diferentes factores físicos, coexistindo com factores organizacionais (e também com factores individuais e sociais), pode surgir uma situação de trabalho em que existe um risco elevado de desenvolvimento de LME.

Toomingas 1992[6] :

Também foram incluídos estudos que examinaram a força ou o trabalho forçado ou cargas pesadas no ombro, ou que descreveram a exposição como trabalho extenuante envolvendo a abdução, flexão, extensão ou rotação do ombro que poderia gerar cargas na região do ombro.

Departamento do Trabalho e Gabinete de Estatísticas do Trabalho 1992[20:]

Lesões músculo-esqueléticas (LME) As lesões músculo-esqueléticas afectam os músculos, os tendões, os ligamentos e os nervos. Estas lesões podem desenvolver-se quando os mesmos músculos são utilizados repetidamente ou durante um longo período de tempo sem que haja tempo para descansar. A probabilidade de sofrer este tipo de lesão aumenta se a força exercida for elevada ou se o trabalho exigir posturas incómodas. Alguns exemplos de doenças músculo-esqueléticas incluem dores nas costas, dores no pescoço, síndroma do túnel cárpico, tendinite e tenossinovite .

Moore, JS, 1992[38] :

Perturbações músculo-esqueléticas do pescoço:

Evidências de estudos relacionados com o trabalho Os estudos abordam geralmente a repetição como actividades de trabalho cíclicas que envolvem: movimentos repetitivos do pescoço ou movimentos repetidos do braço ou do ombro que geram cargas na zona do pescoço (por exemplo, músculo trapézio). A maioria dos estudos que examinaram a repetição ou o trabalho repetitivo como um potencial fator de risco para as LME do pescoço ou do pescoço (Buckle et al. 2002). Força ou trabalho forçado ou cargas pesadas no pescoço e no pescoço/ombro, ou exposição descrita como trabalho extenuante envolvendo a extremidade superior que gera cargas nos músculos trapézios. A maior parte dos estudos que examinaram a força ou o trabalho forçado como fator de risco para o pescoço/ombro apresentavam vários factores de carga física de trabalho concomitantes ou em interação. As posturas do pescoço ou da cabeça, as posturas adversas ou extremas da cabeça ou do pescoço, ou as posturas estáticas da cabeça e/ou do pescoço podem causar perturbações músculo-esqueléticas relacionadas com o trabalho.

Agência Europeia para a Segurança e a Saúde no Trabalho 1993[23] :

Presença de doenças sistémicas como Diabetes Mellitus, problemas de tiroide, problemas renais (insuficiência renal, falência, cálculos, etc.), artrite, hipertensão arterial, gota, fenómeno de Reynaud.

Sinais e sintomas de MSD:

Dor, dormência, formigueiro, ardor, cãibras, rigidez, diminuição da amplitude de movimentos, deformidade, diminuição da força de preensão e perda de função muscular (Office ergonomics n.d.)

Quais são os sintomas das perturbações músculo-esqueléticas relacionadas com o trabalho?

Distúrbios músculo-esqueléticos relacionados com o trabalho (2005):

De acordo com o Work-related Musculoskeletal Disorders (2005)-

A dor é o sintoma mais comum associado às DORT. Em alguns casos, pode haver rigidez articular, tensão muscular, vermelhidão e inchaço da área afetada. Alguns trabalhadores podem também ter sensações de "alfinetes e agulhas", dormência, alterações da cor da pele e diminuição da transpiração das mãos. A DORT pode evoluir por fases, de ligeira a grave.

Fase inicial:

A dor e o cansaço do membro afetado ocorrem durante o turno de trabalho, mas desaparecem à noite e durante os dias de folga. Não há redução do desempenho profissional. Fase intermédia: As dores e o cansaço ocorrem no início do turno de trabalho e persistem durante a noite. Redução da capacidade para trabalhos repetitivos.

Fase tardia:

As dores, a fadiga e a fraqueza persistem em repouso. Incapacidade de dormir e de efetuar tarefas ligeiras. Nem toda a gente passa por estas fases da mesma forma. De facto, pode ser difícil dizer exatamente quando termina uma fase e começa a seguinte. A primeira dor é um sinal de que os músculos e os tendões devem descansar e recuperar. Caso contrário, uma lesão pode tornar-se duradoura e, por vezes, irreversível. Quanto mais cedo as pessoas reconhecerem os sintomas, mais rapidamente devem reagir a eles.

Kuorinka e Forcier 1995[31] :

A evidência de LME do ombro relacionadas com o trabalho e a sua relação com factores de risco no trabalho foram revistas por vários autores, que atribuíram a maioria dos problemas do ombro que ocorrem numa variedade de ocupações à exposição no local de trabalho, analisaram especificamente a tendinite do ombro e afirmaram que a literatura epidemiológica é "mais convincente" no que diz respeito à relação com o trabalho, mostrando especialmente um risco acrescido de trabalho suspenso e repetitivo. O trabalho repetitivo foi definido como actividades laborais que envolviam flexão, extensão, abdução ou rotação cíclicas da articulação do ombro. A repetitividade foi definida de quatro formas diferentes, observando a frequência dos movimentos para além de ângulos pré-definidos de flexão ou abdução do ombro, o número de peças manuseadas por unidade de tempo, o tempo de ciclo curto/tarefas repetidas dentro do ciclo e uma caraterização descritiva do trabalho repetitivo ou dos movimentos repetitivos do braço.

Levitz e Iannotti 1995[33] :

À medida que o braço é elevado, o espaço entre a cabeça do úmero e o acrómio estreita-se de tal forma que a pressão mecânica sobre o tendão supra-espinhoso é maior entre 60 e 120 graus de elevação do braço.

Simoneau, St-vincent & chicoine 1996[53] : Caraterísticas das LME
As lesões músculo-esqueléticas relacionadas com o trabalho podem assumir diferentes formas. O início e o desenvolvimento destas lesões ainda não são bem conhecidos. Muitas teorias, algumas complementares e outras contraditórias, tentaram explicar o fenómeno e é evidente que a questão ainda não é totalmente compreendida. Apesar da diversidade de aplicações e mecanismos envolvidos, as LME apresentam um certo número de caraterísticas semelhantes As LME resultam de uma utilização excessiva. Embora os mecanismos de início não estejam claramente estabelecidos, é geralmente aceite que as lesões resultam de uma utilização excessiva, para além da capacidade de recuperação do corpo. As LME ocorrem porque uma estrutura é abusada repetidamente e é obrigada a suportar uma carga de trabalho que não pode suportar sem consequências negativas.

As LME desenvolvem-se gradualmente As LME desenvolvem-se ao longo do tempo, o processo evolui gradualmente com a utilização excessiva repetida e com uma recuperação insuficiente. O processo pode variar entre um início sub-reptício, sem sintomas aparentes, e o aparecimento súbito e rápido num dia. É mais frequente sentir-se um ligeiro desconforto, que se vai agravando gradualmente até levar à paragem do trabalho. A doença pode demorar apenas alguns dias a desenvolver-se. Mas, mais frequentemente, prolonga-se por semanas, meses e mesmo anos.

A prevenção das DORT pode ser muito eficaz As DORT não constituem uma doença que se possa contrair, mas sim um processo que se desenvolve ao longo do tempo. Uma vez que as LME se desenvolvem gradualmente, podem ser tomadas medidas antes de o processo ir demasiado longe. Se a utilização excessiva for interrompida a tempo, o corpo pode recuperar e a doença pode regredir sem deixar vestígios. A recuperação completa é possível e a prevenção pode ser considerada eficaz se ocorrer numa fase precoce.

As LME têm várias causas: O ponto de partida dos DORT é a utilização excessiva. Mas esta sobrecarga resulta geralmente de uma combinação de factores e não de uma única causa. Quer se trate de repetição, de postura ou de esforço, nenhum fator de risco isolado é essencial por si só. Um esforço muito exigente realizado numa postura particularmente má pode ser suficiente para criar problemas músculo-esqueléticos, mesmo que a taxa de repetição seja muito baixa. Inversamente, uma tarefa menos exigente, realizada numa postura mais ou menos adequada, pode causar danos se for repetida milhares de vezes por dia. Devido a esta multiplicidade de causas, a prevenção deve frequentemente assentar numa combinação de soluções baseadas num bom conhecimento da situação. E porque a situação pode ser tão diversa, uma solução universal é também impossível.

Bruce & Bernard 1997[16]:

Idade:

A prevalência das LME aumenta à medida que as pessoas entram na vida ativa. Aos 35 anos de idade, a maioria das pessoas já teve o seu primeiro episódio de lombalgia. As lesões músculo-esqueléticas contam-se entre os problemas de saúde mais prevalentes e sintomáticos da meia-idade e da velhice.

Género:

Alguns estudos revelaram uma maior prevalência de algumas LME nas mulheres. Foi descrita uma relação homem/mulher de 1:3 para a síndrome do túnel cárpico (STC) num estudo populacional em que a profissão não foi avaliada.

Fumar:

Vários artigos apresentaram provas de que uma história positiva de tabagismo está associada a dor lombar, ciática ou hérnia discal intervertebral

Força:

Existe algum apoio epidemiológico para a relação entre lesões nas costas e uma inadequação entre a força física e as tarefas profissionais.

Antropometria:

O peso, a altura, o índice de massa corporal (IMC) e a obesidade foram identificados em estudos como potenciais factores de risco para determinadas lesões musculares, especialmente a STC e a hérnia discal lombar.

Perturbações músculo-esqueléticas do cotovelo (epicondilite): Evidência de Relação com o Trabalho 1997[21] :

Distúrbios musculoesqueléticos do pulso:

Evidências de actividades de trabalho cíclicas ou repetitivas relacionadas com o trabalho que envolvam movimentos repetitivos da mão/dedo ou do pulso, tais como agarrar a mão ou extensão/flexão do pulso, desvio ulnar/radial e supinação ou pronação, podem causar as LME. (Stevens et al. 1992). O trabalho repetitivo é frequentemente realizado em combinação com forças externas, e grande parte da literatura epidemiológica combinou estes dois factores para determinar a associação com a STC. Existem provas de que a força, por si só, está associada à STC. Há fortes indícios de que uma combinação de esforço forçado da mão/punho e de repetitividade está associada a STC (Moore 1992). Dezanove estudos apresentaram os resultados da associação entre a repetição e as STC. Vários estudos mediram quantitativamente ou observaram e categorizaram os movimentos repetitivos da mão e do pulso em termos de: a) frequência ou duração das tarefas relacionadas com a mão/pulso, b) rácio entre o tempo de trabalho e o tempo de recuperação, c) percentagem do dia de trabalho gasto em actividades repetitivas, ou d) quantidade de trabalho.

Instituto Nacional de Segurança e Saúde Pública 1997[34] :

Embora exista um continuum de gravidade desde um ângulo incluído de 30 graus até um braço maximamente abduzido, as posturas com abdução ou flexão do ombro superior a 60 graus são consideradas posturas incómodas. Comparativamente, quando uma articulação está numa postura incómoda, os músculos têm menos força. Assim, se tiverem de produzir a mesma quantidade de força, os músculos estarão a trabalhar mais perto do seu nível máximo. A fadiga ocorrerá mais rapidamente e uma postura incorrecta conduzirá a DME.

Peter, V 2000, Musculoskeletal Disorders[42] :

Outras expressões utilizadas para descrever as LME incluem Lesões por Esforços Repetitivos (LER), Perturbações Músculo-Esqueléticas Relacionadas com o Trabalho (LMERT, Perturbações por Traumatismos Cumulativos, Lesões por Uso Excessivo, Perturbações por Movimentos Repetitivos)

Os termos médicos utilizados para descrever as LME em várias partes do corpo incluem dor lombar, tendinite, bursite, síndrome do túnel cárpico, epicondilite, dedo em gatilho, síndrome do desfiladeiro torácico, joelho em camadas e doença discal degenerativa.

Balint, GP, Korda, J, Hangody, L e Balint, PV 2003[13] :

Perturbações músculo-esqueléticas do tornozelo e do pé: A dor no pé é muito comum, especialmente nas mulheres, devido a calçado inadequado. O uso excessivo, o esforço repetitivo e lesões menores, facilmente esquecíveis, podem resultar em dor crónica no pé e no tornozelo (Balint et al. 2003).

Canadian Centre for Occupational Health and Safety 2005[18]
:Perturbações músculo-esqueléticas relacionadas com o trabalho As perturbações músculo-esqueléticas relacionadas com o trabalho (LMERT) são um grupo de perturbações dolorosas dos músculos, tendões e nervos. As actividades laborais frequentes e repetitivas ou as actividades com posturas incómodas provocam estas perturbações, que podem ser dolorosas durante o trabalho ou em repouso.

Part, R 2009[41] :

Perturbação músculo-esquelética do joelho: Diferentes estudos mostram que cerca de 50% dos trabalhadores já foram ou serão afectados por dores no joelho e as queixas serão mais frequentes à medida que a população envelhece e as carreiras são mais longas. O aumento da prevalência depende de causas mecânicas ou morfológicas, bem como do estado psicossocial e da organização do trabalho. As lesões do menisco, bem conhecidas desde há muito tempo, parecem manter-se estáveis nas estatísticas da Segurança Social, assim como o higroma; recomenda-se vivamente a utilização de joelheiras (fatos-macaco com almofadas incorporadas) quando se trabalha ajoelhado ou agachado. A posição de cócoras ou ajoelhada prolonga-se por mais de uma hora por dia, recuperando frequentemente destas duas posições (mais de 30 vezes por dia), levantando ou transportando cargas pesadas, subindo frequentemente (cerca de 30 vezes por dia) escadas ou escadotes. Estes gestos e posturas são inevitáveis em certos empregos; nestes casos, os conselhos do especialista em medicina do trabalho e do ergonomista podem melhorar ou alterar os hábitos do trabalhador ou de toda a sua equipa.

Spineuniverse 2011[54] :

O papel da fisioterapia na redução das perturbações músculo-esqueléticas relacionadas com o trabalho:

A fisioterapia pode reduzir a recorrência de dores nas costas e dores no pescoço e nos ombros. No entanto, para ser eficaz, o exercício deve incluir exercícios vigorosos. E deve ser repetido pelo menos três vezes por semana (Podniece 2008). O fisioterapeuta avalia a capacidade física de um indivíduo para realizar um trabalho ou atividade específica e ajuda a desenvolver um programa seguro de regresso ao trabalho (Occupational health solution 2008). Todos os exercícios devem ser efectuados lenta e confortavelmente para evitar lesões. Ao efetuar exercícios de fortalecimento e flexibilidade, lembre-se de respirar naturalmente e NÃO suster a respiração; expire durante o esforço e inspire durante o relaxamento. Um programa de exercícios de fortalecimento, alongamento e aeróbicos irá melhorar o seu nível geral de fitness. A investigação demonstrou que as pessoas fisicamente aptas são mais resistentes a lesões e dores nas costas e recuperam mais rapidamente quando têm lesões do que as pessoas fisicamente menos aptas. Os exercícios de fortalecimento ajudam a aumentar o tónus muscular e a melhorar a qualidade dos músculos. A força e a resistência muscular proporcionam energia e uma sensação de bem-estar para o ajudar a realizar as actividades diárias de rotina. A força adequada do núcleo, que provém dos músculos abdominais e das costas, ajuda a estabilizar a coluna vertebral, permite o movimento adequado da coluna vertebral e facilita a manutenção de uma postura correta. Músculos fortes da anca e das pernas são importantes para executar técnicas de elevação e mecânica corporal adequadas.

Exercício de alongamento/flexibilidade A flexibilidade é a capacidade de mover os braços e as pernas em toda a sua amplitude de movimento. Os alongamentos ajudam a melhorar a sua flexibilidade. Uma flexibilidade adequada dos tecidos à volta da coluna vertebral e da pélvis permite um movimento normal e completo da coluna vertebral, evita forças anormais nas articulações e diminui a possibilidade de lesões. Os alongamentos também preparam os músculos para a atividade; os alongamentos devem ser feitos antes e depois de cada treino vigoroso para evitar tensão e dor muscular e para ajudar a evitar lesões. Ao efetuar exercícios de flexibilidade, estique-se o mais possível e mantenha o alongamento durante 10 segundos e, em seguida, afrouxe. Cada exercício de alongamento deve ser realizado lentamente em ambas as direcções, sem solavancos ou saltos repentinos. Os saltos são mais susceptíveis de lesionar ou distender um músculo ou uma articulação.

Educação dos doentes - As recomendações ergonómicas para minimizar os riscos de lesões nas costas centram-se na melhoria da postura de trabalho e na conceção do equipamento. Estas recomendações incluem:

Alterar a postura - Alternar entre estar sentado e estar de pé para reduzir a fadiga postural e maximizar a variedade postural, o que ajuda a reduzir a fadiga muscular estática.

Utilizar apoio - Quando estiver sentado ou de pé, não se incline para a frente nem se curve numa postura sem apoio durante períodos prolongados. Se estiver sentado, sente-se direito ou recline-se ligeiramente numa cadeira com um bom apoio para as costas e utilize um bom apoio para os pés, se necessário. Se estiver de pé durante períodos prolongados, tente encontrar algo para o ajudar a apoiar-se.

Alcance seguro - Evite ter de alcançar o equipamento de forma desajeitada e trabalhe perto do doente. Mantenha os artigos utilizados com maior frequência a uma distância de cerca de 50 cm (20 polegadas). Utilize assistentes para ajudar a deslocar o equipamento para esta zona.

Manter posturas neutras - A conceção óptima do trabalho prevê tarefas que podem ser executadas mantendo uma gama neutra de posturas. Uma gama de posturas neutras não é apenas uma postura ou posição de uma articulação, mas inclui uma gama de posturas em que os músculos estão no seu comprimento de repouso ou perto dele e a articulação está naturalmente alinhada. As posturas neutras são normalmente as posições mais confortáveis para as nossas articulações e podem reduzir o risco de lesões (Ergonomia 2007).

Utilizar equipamento **confortável** - Utilize equipamento que não seja demasiado pesado, que possa ser utilizado sem uma postura incorrecta da parte superior do corpo e que seja confortável de utilizar. O equipamento concebido ergonomicamente ajuda a minimizar as tensões nas extremidades superiores e nas costas.

Gerir o tempo - Sempre que possível, evite compromissos longos ou intercale-os com intervalos de descanso curtos e frequentes, durante os quais muda de postura e relaxa os membros superiores (Alan 2008). Se o seu trabalho implica passar longos períodos de tempo sentado, concentre-se em corrigir os desequilíbrios posturais. Sente-se mais direito, puxe suavemente os ombros para trás, levante-se e ande mais e procure aconselhamento sobre ergonomia no trabalho. Alongue os músculos tensos do pescoço, ombros, peito, parte inferior das costas e pernas (flexores da anca e isquiotibiais). Reforce o trapézio médio e inferior enfraquecidos e active os músculos abdominais profundos. Evite os tradicionais abdominais, pois podem encurtar os flexores da anca e perpetuar os problemas posturais. O treino com pesos deve centrar-se no equilíbrio e na simetria. Da esquerda para a direita, da frente para trás e da parte superior do corpo para a parte inferior do corpo, profunda e superficialmente.

O nosso corpo é composto por muitos tecidos que actuam em sinergia para nos equilibrar. Não se deve agravar esta situação reforçando os músculos já encurtados, como os peitorais, tornando possivelmente mais fracos os músculos alongados, como os trapézios (Heath e Matthew 2007).

Perturbações músculo-esqueléticas comuns relacionadas com o trabalho:

Tendinite Inflamação ou irritação de um tendão, devido a movimentos repetidos de stress. Ocorre mais frequentemente nos tendões flexores e extensores dos dedos, polegar, antebraço, cotovelo, ombro ou pulso (Bellingar n.d.).

Síndrome do túnel cárpico A compressão do nervo mediano no túnel cárpico do pulso é causada pela flexão e torção repetidas do pulso, especialmente quando é aplicada força (Bellingar n.d.).

Tensoinovite Inflamação dos tendões e/ou das bainhas dos tendões devido a movimentos repetitivos, muitas vezes sem esforço (Safety & Health Assessment & Research for Prevention 2001).

Síndrome do pescoço tenso Irritação do elevador da escápula e do trapézio, todos os músculos do pescoço. Provoca uma contração dos músculos do pescoço. A rigidez do pescoço e as dores de cabeça também se manifestam. As dores de cabeça são frequentemente descritas como uma sensação de pressão à volta da cabeça. A dor pode aumentar e intensificar-se ao fim do dia (Safety & Health Assessment & Research for Prevention 2001).

Dedo em gatilho Inflamação dos tendões e/ou das bainhas dos tendões dos dedos. Devido a movimentos repetitivos e ao agarrar demasiado longo, demasiado apertado ou demasiado frequente. Caracteriza-se pela incapacidade de mover os dedos suavemente, com ou sem dor (United Food and Commercial Workers International Union 2008).

Bursite Inflamação da bursa (cavidade semelhante a um saco) entre a pele e o osso, ou entre o osso e o tendão. Pode ocorrer no joelho, no cotovelo ou no ombro devido a movimentos repetitivos do cotovelo. Caracteriza-se por dor e inchaço no local da lesão (Safety & Health Assessment & Research for Prevention 2001).

Dores miofasciais no pescoço e na parte superior das costas Sensação de peso, dor, rigidez na parte superior das costas e no pescoço, devido à atividade de sobrecarga dos braços em posição estendida (Safety & Health Assessment & Research for Prevention 2001).

Síndrome do túnel cubital (cotovelo/anel e dedos mínimos) Compressão do nervo ulnar abaixo da incisura do cotovelo. Ocorre frequentemente em combinação com epicondilite medial. A flexão excessiva do cotovelo cria tensão no nervo (Bellingar, s.d.).

Doença **de De Quervain** A doença de De Quervain é uma das doenças mais comuns dos tendões da mão. Desenvolve-se quando os tendões na parte lateral do pulso e na base do polegar ficam irritados devido à flexão repetitiva do pulso. A doença de DeQuervain pode normalmente ser diagnosticada através de um teste simples que envolve fechar o punho à volta do polegar e dobrar o pulso na direção do dedo mindinho. Uma pessoa com esta doença sentirá dor aguda ou tensão nos tendões do lado do pulso (Safety & Health Assessment & Research for Prevention 2001).

Tendinite da **coifa dos** rotadores A tendinite da coifa dos rotadores é a doença mais comum dos tendões do ombro. Dor no ombro, rigidez e também problemas para alcançar a parte superior das costas (Safety & Health Assessment & Research for Prevention 2001).

Síndrome do desfiladeiro torácico Este termo foi utilizado para descrever a doença causada pela compressão dos nervos e vasos sanguíneos entre o pescoço e o ombro. Pode ocorrer quando as tarefas profissionais exigem que se estenda frequentemente a mão acima do ombro (Safety & Health Assessment & Research for Prevention 2001).

Dor lombar crónica Dor na região lombar, que frequentemente se refere à anca, às nádegas ou a uma perna. A causa pode ser tensões musculares ou pontos de gatilho, instabilidade devido a músculos posturais fracos, articulações facetárias espinais hipomóveis ou degeneração ou hérnia dos discos espinais (Quittan 2002).

Spineuniverse 2011[54] :

O papel da fisioterapia na redução das perturbações músculo-esqueléticas relacionadas com o trabalho:

A fisioterapia pode reduzir a recorrência de dores nas costas e dores no pescoço e nos ombros. No entanto, para ser eficaz, o exercício deve incluir exercícios vigorosos. E deve ser repetido pelo menos três vezes por semana (Podniece 2008). O fisioterapeuta avalia a capacidade física de um indivíduo para realizar um trabalho ou atividade específica e ajuda a desenvolver um programa seguro de regresso ao trabalho (Occupational health solution 2008). Todos os exercícios devem ser efectuados lenta e confortavelmente para evitar lesões. Ao efetuar exercícios de fortalecimento e flexibilidade, lembre-se de respirar naturalmente e NÃO suster a respiração; expire durante o esforço e inspire durante o relaxamento. Um programa de exercícios de fortalecimento, alongamento e aeróbicos irá melhorar o seu nível geral de aptidão física. A investigação demonstrou que as pessoas fisicamente aptas são mais resistentes a lesões e dores nas costas e recuperam mais rapidamente quando têm lesões do que as pessoas fisicamente menos aptas. Os exercícios de fortalecimento ajudam a aumentar o tónus muscular e a melhorar a qualidade dos músculos. A força e a resistência muscular proporcionam energia e uma sensação de bem-estar para o ajudar a realizar as actividades diárias de rotina. A força adequada do núcleo, que provém dos músculos abdominais e das costas, ajuda a estabilizar a coluna vertebral, permite o movimento adequado da coluna vertebral e facilita a manutenção de uma postura correta. Músculos fortes da anca e das pernas são importantes para executar técnicas de elevação e mecânica corporal adequadas.

Exercício de alongamento/flexibilidade A flexibilidade é a capacidade de mover os braços e as pernas em toda a sua amplitude de movimento. Os alongamentos ajudam a melhorar a sua flexibilidade. Uma flexibilidade adequada dos tecidos à volta da coluna vertebral e da pélvis permite um movimento normal e completo da coluna vertebral, evita forças anormais nas articulações e diminui a possibilidade de lesões. Os alongamentos também preparam os músculos para a atividade; os alongamentos devem ser feitos antes e depois de cada treino vigoroso para evitar tensão e dor muscular e para ajudar a evitar lesões. Ao efetuar exercícios de flexibilidade, estique-se o mais possível e mantenha o alongamento durante 10 segundos e, em seguida, afrouxe. Cada exercício de alongamento deve ser realizado lentamente em ambas as direcções, sem solavancos ou saltos repentinos. Os saltos são mais susceptíveis de lesionar ou distender um músculo ou uma articulação.

Educação dos doentes - As recomendações ergonómicas para minimizar os riscos de lesões nas costas centram-se na melhoria da postura de trabalho e na conceção do equipamento. Estas recomendações incluem:

Alterar a postura - Alternar entre estar sentado e estar de pé para reduzir a fadiga postural e maximizar a variedade postural, o que ajuda a reduzir a fadiga muscular estática.

Utilizar apoio - Quando estiver sentado ou de pé, não se incline para a frente nem se curve numa postura sem apoio durante períodos prolongados. Se estiver sentado, sente-se direito ou recline-se ligeiramente numa cadeira com um bom apoio para as costas e utilize um bom apoio para os pés, se necessário. Se estiver de pé durante períodos prolongados, tente encontrar algo para o ajudar a apoiar-se.

Alcance seguro - Evite ter de alcançar o equipamento de forma desajeitada e trabalhe perto do doente. Mantenha os artigos utilizados com maior frequência a uma distância de cerca de 50 cm (20 polegadas). Utilize assistentes para ajudar a deslocar o equipamento para esta zona.

Manter posturas neutras - A conceção óptima do trabalho prevê tarefas que podem ser executadas mantendo uma gama neutra de posturas. Uma gama de posturas neutras não é apenas uma postura ou posição de uma articulação, mas inclui uma gama de posturas em que os músculos estão no seu comprimento de repouso ou perto dele e a articulação está naturalmente alinhada. As posturas neutras são normalmente as posições mais confortáveis para as nossas articulações e podem reduzir o risco de lesões (Ergonomia 2007).

Utilizar equipamento **confortável** - Utilize equipamento que não seja demasiado pesado, que possa ser utilizado sem uma postura incorrecta da parte superior do corpo e que seja confortável de utilizar. O equipamento concebido ergonomicamente ajuda a minimizar as tensões nas extremidades superiores e nas costas.

Gerir o tempo - Sempre que possível, evite compromissos longos ou intercale-os com intervalos de descanso curtos e frequentes, durante os quais muda de postura e relaxa os membros superiores (Alan 2008). Se o seu trabalho implica passar longos períodos de tempo sentado, concentre-se em corrigir os desequilíbrios posturais. Sente-se mais direito, puxe suavemente os ombros para trás, levante-se e ande mais e procure aconselhamento sobre ergonomia no trabalho. Alongue os músculos tensos do pescoço, ombros, peito, parte inferior das costas e pernas (flexores da anca e isquiotibiais). Reforce o trapézio médio e inferior enfraquecidos e active os músculos abdominais profundos. Evite os tradicionais abdominais, pois podem encurtar os flexores da anca e perpetuar os problemas posturais. O treino com pesos deve centrar-se no equilíbrio e na simetria. Da esquerda para a direita, da frente para trás e da parte superior do corpo para a parte inferior do corpo, profunda e superficialmente.

O nosso corpo é composto por muitos tecidos que actuam em sinergia para nos equilibrar. Não se deve agravar esta situação reforçando os músculos já encurtados, como os peitorais, tornando possivelmente mais fracos os músculos alongados, como os trapézios (Heath e Matthew 2007).

DISCUSSÃO:

O estudo examinou a prevalência de perturbações músculo-esqueléticas relacionadas com o trabalho (WRMD) entre os dentistas. Este estudo concluiu que mais de três quartos (80%) sofriam de DORT. Este resultado é comparável ao de Acharya et al. em 2010, no Nepal, em que (87,4%) relataram ter pelo menos um sintoma de DORT nos últimos 12 meses. Hayes, Cockrell & Smith (2008) descobriram que 64% dos dentistas de Nova Gales do Sul, Austrália, tinham sentido algum tipo de dor no último mês. Este resultado é comparável ao de um estudo realizado com dentistas no sul da Tailândia, em que 78% relataram dores músculo-esqueléticas nos 12 meses anteriores, num estudo sobre problemas de saúde ocupacional, e um estudo sobre pessoal dentário do sexo feminino também concluiu que 78% sentiram dores músculo-esqueléticas. Cerca de dois terços (65,6%) dos participantes do sexo masculino apresentaram uma maior prevalência de DORT. A literatura refere que os homens são mais vulneráveis às DORT do que as mulheres. Num projeto de investigação publicado em 2009 por Adegoke et al., verificou-se que 63,5% dos homens e 36,5% das mulheres sofriam de DORT na Nigéria. As estatísticas do Health and safety executive (2008) mostraram que os homens são mais vulneráveis à WRMD do que as mulheres e as estatísticas são 2900 homens em cada 100000 homens e 2400 mulheres em cada 100000 mulheres. O género feminino parece estar positivamente correlacionado com a gravidade da dor músculo-esquelética. Este estudo é diferente do estudo de T. Morse et al. em 2008, segundo o qual, na Tailândia, as dentistas do sexo feminino sentiram, em média, uma maior gravidade da dor na região do ombro do que os seus homólogos do sexo masculino. Este facto é apoiado pelos resultados de um estudo realizado com dentistas de Nova Gales do Sul, na Austrália, em que os dentistas que classificaram a gravidade da sua dor na classificação mais elevada tinham maior probabilidade de ser do sexo feminino.

As faixas etárias mais frequentes dos participantes (34,4%) sofreram de DTM entre 30-37 anos, seguidas de (28,1%) participantes com mais de 38 anos. (Lotters et al. 2003) mostraram que 22% das pessoas com menos de 35 anos de idade foram afectadas por DTM, entre 35-45 anos 30% das pessoas sofreram de DTM e em > 45 anos 48% das pessoas sofreram de DTM. Uma estatística do (Health and safety executive, 2008) mostrou que as pessoas com idades compreendidas entre os 55 e os 64 anos são mais afectadas por DQA. De acordo com (Al Wazzan et al. 2001), entre os membros da equipa dentária, as dores no pescoço aumentam com a idade. Os dentistas e auxiliares de medicina dentária mais jovens sofriam mais de dores nas costas do que os seus colegas mais velhos, mas estas diferenças não eram estatisticamente significativas.

A maior prevalência de WRMD para o peso corporal foi registada em 9 (28,1%) participantes com mais de 75 kg, seguidos de 8 (25,0%) participantes com peso entre 60 kg e 65 kg, 8 (25,0%) participantes com peso entre 66 kg e 74 kg e 7 (21,9%) participantes com peso entre 50 kg e 59 kg. Um estudo transversal efectuado na Noruega mostrou que a obesidade está associada à dor lombar. Também é mais comum em homens entre os 35 e os 55 anos de idade (Samat et al. 2007). A Agência Europeia para a Saúde e Segurança (2003) demonstrou que a obesidade é um dos factores de risco individuais para a DML. Bork et al. (1996) sugeriram que a prevalência de DTM está relacionada com o peso corporal aquando do tratamento de um doente.

Verificou-se que a dor músculo-esquelética é um problema de saúde importante para os dentistas e as partes do corpo mais afectadas foram o pescoço em 7 (21,9%) participantes, o pescoço e os ombros em 5 (15,6%) participantes, o pescoço e a região lombar em 5 (15,6%) participantes, o pescoço e a parte superior das costas em 1 (3,1%) participante, a parte superior das costas em 1 (3,1%) participante e a região lombar em 12 (37,5%) participantes. Vários estudos referiram a prevalência de perturbações músculo-esqueléticas (MSD) entre os dentistas. Num inquérito a dentistas dinamarqueses, por exemplo, 50% e 65% referiram uma prevalência de um ano de dor lombar e dor no pescoço/ombro, respetivamente. Um inquérito a dentistas em Israel, de forma semelhante, indicou que 55% e 38% deles tinham tido sintomas músculo-esqueléticos na região lombar e no pescoço, respetivamente. Um estudo realizado em Nova Gales do Sul (NSW), na Austrália, encontrou uma prevalência ainda mais elevada de LME entre os dentistas, com 82% a relatarem pelo menos um sintoma músculo-esquelético no mês anterior e 64% a relatarem dores nas costas durante o mês anterior. Do mesmo modo, foi recentemente registada uma prevalência de 54% de dores lombares durante um período de 12 meses entre os dentistas de Queensland, na Austrália. Um estudo saudita, no entanto, registou uma taxa ligeiramente mais elevada de DME entre os seus participantes (74%). A prevalência de dor relacionada com o pescoço durante um período de 12 meses entre os dentistas de Queensland (58%) foi semelhante à relatada por dentistas em muitos outros países, como a Dinamarca (65%) e a Arábia Saudita (65%), mas superior a um inquérito a dentistas israelitas (38%). (Leggat et al. 2007).

Mais de um terço (37,5%) dos participantes que sofriam de DORT trabalhavam na mesma posição durante um longo período, seguindo-se o trabalho numa posição incómoda ou com cãibras (28,1%). Babatunde (2008) demonstrou na sua investigação que, entre todos os factores de risco, a realização de cirurgias excessivas num dia (83,5%), o trabalho na mesma posição durante um longo período (71,3%), a realização de técnicas manuais (67,8%), o trabalho numa posição incómoda ou com cãibras (64.6%), dobrar ou torcer as costas de forma incómoda (62,6%), não ter pausas de descanso suficientes durante o dia (61,7%), continuar a trabalhar quando se lesionou (52,2%), executar a mesma tarefa repetidamente (52,2%) e formação inadequada em matéria de prevenção de lesões (29,6%). Palmer (2007) afirmou que o trabalho repetitivo e as cargas estáticas são responsáveis pela maioria dos DORT. Warren (2005) descobriu na sua investigação que os factores de risco comuns eram a realização das mesmas tarefas repetidamente, o trabalho na mesma posição durante longos períodos e a realização de um número excessivo de cirurgias a doentes num só dia. Os factores de risco biomecânicos na prática dentária associados a lesões músculo-esqueléticas foram identificados como forças de preensão elevadas durante a instrumentação, utilização repetitiva de pequenos grupos musculares, posturas incómodas e estáticas, vibração de instrumentos ultra-sónicos e peças de mão dentárias, luvas mal ajustadas e tempo limitado para recuperação (Finsen et al. 1998). Foi documentada uma relação positiva entre posturas fixas e perturbações músculo-esqueléticas (incluindo dor, fraqueza e parestesia) numa série de profissões (Akesson et al. 2000).

Cerca de um quarto (21,9%) dos participantes teve uma interrupção do trabalho devido a DORT. Al wazzan et al. descobriram na sua investigação em Riade em 2001 que apenas 21,62% faltaram ao trabalho devido a dores no pescoço e apenas 24,66% devido a dores nas costas. Leggat e Smith realizaram um inquérito a 285 dentistas australianos, tendo mais de um terço (37,5%) necessitado de cuidados médicos devido a perturbações músculo-esqueléticas e 9% necessitado de uma licença prolongada. Alexopoulos et al. também encontraram uma elevada prevalência de problemas de DME que exigiam cuidados médicos ou licenças, ou seja, 10% dos dentistas com dores lombares, 4% com dores nas mãos ou nos pulsos e 3% com dores nos ombros, em dentistas gregos de Salónica. (Cherniacka, Dussetschleger e Bjor 2008)

Apenas um quarto dos 8 (25,0%) participantes que sofreram de DORT fizeram tratamento de fisioterapia para a sua condição. Leggat et al. (2007) afirmaram que 38% dos dentistas que procuraram atendimento médico para DTM em Queensland, que eram muito

50 semelhantes (37%) ao pessoal dentário na Arábia Saudita. Alexopoulos, Stathi & Charizani (2004) descobriram que cento e trinta e seis dentistas procuraram cuidados médicos junto de ortopedistas (60% em casos de queixas nas costas e nos ombros e 50% em casos de queixas no pescoço e nas mãos/punhos) seguidos de fisioterapeutas. Por outro lado, visitaram menos de duas vezes um ortopedista para qualquer problema, enquanto visitaram mais de seis vezes um fisioterapeuta (10 vezes para queixas do ombro). No total, efectuaram mais de 800 consultas, principalmente com fisioterapeutas (503) e ortopedistas (272).

CONCLUSÃO E RECOMENDAÇÃO:
Conclusão:

As perturbações músculo-esqueléticas relacionadas com o trabalho têm um grande impacto, causando dores graves a longo prazo e incapacidade física, e dão origem a custos enormes para a sociedade. No local de trabalho, os profissionais de saúde são vulneráveis a sofrer perturbações músculo-esqueléticas no decurso da sua rotina de trabalho. Para a realização deste estudo, o investigador utilizou um modelo de investigação quantitativa sob a forma de um inquérito de tipo prospetivo. Convenientemente, foram recolhidos 40 participantes entre os dentistas de 2 hospitais universitários de medicina dentária. O investigador utilizou um questionário. Cada participante recebeu um questionário para identificar as perturbações músculo-esqueléticas relacionadas com o trabalho. E a partir dos documentos dos pacientes, o investigador formou uma base de dados para a amostra total incluída no estudo. A partir da base de dados, verificou-se que n=32, (80,0%) participantes tiveram perturbações músculo-esqueléticas relacionadas com o trabalho (WRMD) e o sexo masculino apresenta uma maior prevalência n=21%, (65,6%). Os participantes com idades compreendidas entre os 30 e os 37 anos foram os que mais frequentemente sofreram de DORT n=11, (34,4%). Maior prevalência de WRMD nos dentistas n=9, (28,1%) que tinham um peso corporal superior a 75 kg. A duração da experiência profissional tem desempenhado um papel vital no desenvolvimento de WRMD. Os dentistas que tinham experiência profissional de 7-10 anos n=10, (31,2%) eram os que mais frequentemente sofriam de WRMD. A primeira experiência mais frequente de DTM n=10, (31,2%) os participantes tinham experiência profissional nos primeiros 5 anos de trabalho. O sintoma mais comum foi a dor n=20, (62,5%) e a parte do corpo mais afetada foi o pescoço n=18, (56,2%). N=12, 37,5% dos participantes têm exposição repetida, o que significa que os participantes tiveram de executar a mesma tarefa repetidamente durante um longo período de tempo, enquanto n=9, (28,2%) costumavam manter uma posição incómoda ou apertada. Foi efectuado um diagnóstico inicial entre n=8, (25,0%) casos. O diagnóstico da doença revela que espondilose cervical positiva n=6, (18,8%) participantes e PLID n=2, (6,2%) participantes. Apenas n=8, (25,0%) fizeram tratamento fisioterapêutico durante o seu problema e n=7, (87,5%) registaram uma boa melhoria através do tratamento fisioterapêutico. Em conclusão, as perturbações músculo-esqueléticas relacionadas com o trabalho representam um encargo significativo para a profissão de dentista. A elevada prevalência de dores músculo-esqueléticas na coluna vertebral é uma preocupação para a saúde ocupacional dos dentistas.

A utilização de uma lupa de aumento é muito útil para permitir que os dentistas mantenham uma postura direita que, em última análise, reduzirá os níveis de força e momento que actuam sobre as costas até um ponto em que os traumas crónicos, como a dor e a fadiga, sejam muito menos prováveis de resultar do dia de trabalho normal de um dentista.

Os benefícios parecem ser uma melhor postura de trabalho, uma menor tensão ocular e uma visão de trabalho mais clara. Uma melhor postura de trabalho traduzir-se-á numa redução da incidência de dores lombares, nos ombros e no pescoço. A redução da tensão ocular reduzirá a ocorrência de fadiga ocular e conduzirá a um aumento da produtividade. E, por último, uma visão de trabalho mais clara permite uma melhor avaliação de um problema e uma solução e tratamento mais rápidos e precisos.

Recomendação:

Uma recomendação resulta do contexto em que o estudo foi efectuado. O objetivo do estudo era avaliar as perturbações músculo-esqueléticas relacionadas com o trabalho entre os dentistas. Embora a investigação tenha algumas limitações, o investigador identificou alguns passos adicionais que podem ser dados para uma melhor realização de novas investigações. Para garantir a generalização da investigação, recomenda-se que se investigue uma amostra grande. Neste estudo, o investigador apenas escolheu dentistas de 2 faculdades de medicina dentária para mostrar a proporção de WRMD entre os dentistas e o possível fator de risco para a WRMD de acordo com a opinião dos participantes. Mas, devido à limitação de tempo, o investigador não conseguiu reunir uma grande quantidade de participantes e, por isso, o resultado não pode ser generalizado a todo o Bangladesh. Assim, para estudos futuros, recomenda-se vivamente o aumento do tamanho da amostra para generalizar o resultado a todos os dentistas do Bangladesh. Para além disso, neste estudo, o rácio de participantes masculinos e femininos era desigual. Por isso, recomenda-se que, em estudos futuros, os participantes sejam considerados em pé de igualdade para comparar o género e as perturbações músculo-esqueléticas relacionadas com o trabalho.

LISTAS DE REFERÊNCIA:

1.Maire,M&RossMotta,J2000,WorkrelatedMusculoskeletalDisorders ,Ecologyresearchgroup,UniversityofOregon,reviewed7April2011,<ht tp://www.cbs.state.or.us/external/imd/rasums/resalert/msd.html>.

2.Alexopoulos,EC,Stathi,ICeCharizani,Tezel,andKavrut,F2005MUS CULOSKELETAL DISORDERS IN LEFT- AND RIGHT-HANDEDTURKISH DENTALSTUDENTS'Intern. J. 59 Neuroscience,vol.115,pp.255266,viewed26Aprilhttp://hinarigw.who. int/whalecominformahealthcare.com/whalecom0/doi/pdf/10.1080/00 2 07450590519517

3. Tezel, A and Kavrut, F 2005,' MUSCULOSKELETAL DISORDERS IN LEFT- AND RIGHT-HANDEDTURKISH DENTAL STUDENTS' Intern. J. 59 Neuroscience, vol.115, pp.255266,viewed26April2011,http://hinarigw.who.int/whalecominf ormahealthcare.com/whalecom0/doi/pdf/10.1080/002 07450590519517

4. Kerosuo, E, Kerosuo, H e Kanerva, L 2000,' Self-reported health complaints among general dental practitioners, orthodontists and office 56 employees', Dentists' work-related health problems,viewed26April2011http://hinarigw.who.int/whalecominfor mahealthcare.com/whalecom0/doi/pdf/10.1080/000 163500750051755

5.Al Wazzan, KA, Almas, K e Al Shethri, SE, et. al.2001,' Back & Neck Problems Among Dentists and Dental Auxiliaries', The Journal of Contemporary Dental Practice, Vol. 2, No. 3, pp.110,viweda12May2011,http://faculty.ksu.edu.sa/alwazzan/Publish ed%20Papers/Paper%20No% 2010.pdf

6.Toomingas, A, Theorell, T & Michélsen, H 1992, 'Associations between preceived psychosocial job factors and prevalence of musculoskeletal disorders in the neck and shoulder regions', viewed 04 august 2011,<http://www.cdc.gov/niosh/docs/97-141/default.html>.

7. Akesson, I, Johnsson, B, Rylander, L, Moritz, U, e Skerfving, S 1999 ,' Musculoskeletal disorders among female dental personnel ± clinical examination and a 5-year follow-up study of symptoms', Int Arch Occup Environ Health, vol. 72, pp.395-403, consultado em 2 de maio de 2011

8.Nathan, PA et al. 1992, 'Longitudinal study of median nerve sensory conduction in industry: relationship to age, gender, hand dominance, occupational hand use, and clinical diagnosis', viewed 04 august 2011, <http://www.cdc.gov/niosh/docs/97-141/default.html>.

9. Samantha, D 2001, A lecture note for Bangladesh health professions institute.

10.Acharya, RS, Acharya, S, Pradhan, A e Oraibi, S 2010, 'Musculoskeletal disorders among dentists in Nepal', J. Nepal Dent. Assoc., Vol. 11, No. 2, pp. 107-113 viewed at 2 May 2011 <http://www.jnda.com.np/ftp/issue/11-2/107113.pdf>.

11.Alan, H 2008, Back Care for Dentists and Surgeons, online, consultado em 23 de setembro de 2011, <http://www.spineuniverse.com/displayarticle.php/article834.html>.

12. Bailey, DM 1997, Research for the Health Professional: A Practical Guide, 2nd ed. Philadelphia: F. A. Danis Company.

13.Balint, GP, Korda, J, Hangody, L and Balint, PV 2003, Regional musculoskeletal conditions: foot and ankle disorders, Best Practice & Research Clinical Rheumatology, vol. 17, no. 1, pp. 87-111, viewed 2 January,2012 <http://www.ncbi.nlm.nih.gov/pubmed/12659823>.

14.Bellingar, TA n.d., Preventative Measures for Common Musculoskeletal Disorders found in theOfficeEnvironment,Haworth:ERGONOMICSWHITEPAPER,vie wed12April<http://www.haworth.com/enus/Knowledge/Workplace-Library/Documents/Preventative-Measures-forCommon-Musculoskeletal-Disorders.pdf>.

15.Bowling, A 1997, Research Method in Health: Investigating and Health Services, Open University Press, Buckingham.

16.Bruce, P & Bernard, MD 1997, Musculoskeletal Disorders and Workplace Factors : A Critical Review of Epidemiologic Evidence for Work-Related Musculoskeletal Disorders of the Neck, Upper Extremity, and Low Back, U.S. DEPARTMENT OF HEALTH AND HUMAN SERVICES, consultado em 12 de junho de 2011, http://www.cdc.gov/niosh/docs/97-141/pdfs/97-141.pdf

17.Buckle, W and Devereux, JJ 2002, The nature of work- related neck and upper limb musculoskeletal disorders, Appl ergon, vol. 207, no.17, viewed 3 May 2011, <http://www.ncbi.nlm.nih.gov/pubmed/12164505>.

18.Canadian Centre for Occupational Health and Safety 2005, Work-related Musculoskeletal Disorders, consultado em 5 de maio de 2011, <http://www.ccohs.ca/oshanswers/diseases/rmirsi.html>.

19.Cherniacka, MG, Dussetschleger, J e Bjor, B 2008,' Musculoskeletal disease and disability in Dentists', Work, vol. 35, pp. 411-418 ,viewed 26April,2011 <http://hinarigw.who.int/whalecomiospress.metapress.com/whaleco m0/conten t/116327h51047h787/fulltext.pdf>.

20.Department of Labor & Bureau of Labor Statistics 1992, Workplace injuries and ill-nesses & Musculoskeletal Disorders and Workplace Factors: BLS, viewed 18May, 2011, <http://www.cdc.gov/niosh/pdfs/97-141.pdf>.

21.Elbow Musculoskeletal Disorders (Epicondylitis): Evidence for WorkRelatedness 1997, Instituto Nacional de Segurança e Saúde, consultado em 24 de agosto de 2011, a partir de http://w ww.cdc.gov/niosh/docs/97-141/ergotxt4.html

22.Ergonomics 2007, Risk Factors -Awkward Postures, consultado em 15 de abril de 2011, <http://www.imana.org/IMANA/files/ccLibraryFiles/Filename/0000 00000426/4Risk_FactorsAwkwardPost ures.pdf>.

23. Agência Europeia para a Segurança e a Saúde no Trabalho 1993, Introduction to workrelated musculoskeletaldisorder,viewed29August2011,<http://osha.europa.e u/en/publications/factsheets71>.

24. Agência Europeia para a Segurança e a Saúde no Trabalho 2007, Work-related musculoskeletal disorders: Back to work report, consultado em 4 de janeiro de 2012, < http://osha.europa.eu/en/publications/reports/7807300>.

25.Ferreira, ML et al. 2010,' Are neck pain scales and questionnaires compatible with the international classification of functioning, disability and health? A systematic review", Disability and Rehabilitation, vol. 32, No19, pp. 1539- 1546, visualizado a 15 de abril de 2011, http://hinarigw.who.int/whalecominformahealthcare.com/whalecom0/doi/pdf/10.3109/096 38281003611045

26.Distúrbios músculo-esqueléticos da mão/punho (síndrome do túnel cárpico, tendinite da mão/punho e síndrome de vibração mão-braço): Evidence for WorkRelatedness 1997, National institute of safety and health, revisto em 25 de junho de 2011, <http://www.cdc.gov/niosh/docs/97-141/ergotxt5a.html>.

27.Hayes, MJ, Cockrell, D e Smith, DR 2009 ,'A systematic review of musculoskeletal disorders among dental professionals', Int J Dent Hygiene ,vol.7, pp.159-165, visualizado em 26 de abril de 2011,http://hinarigw.who.int/whalecomwww.ncbi.nlm.nih.gov/whalecom0/pmc/ar ticles/PMC441388/pdf/1471-2474-5-16.pdf

28.Herberts, P, Kadefors, R, Hogfors, C & Sigholm, G 1984, 'Shoulder pain and heavy manual labor', visualizado a 20 de julho de 2011, <http://www.cdc.gov/niosh/docs/97-141/default.html>.

29. Hicks, CM 1998, Practical Research Method for Physiotherapists, 3ª ed., Churchill Livingstone, York. Churchill Livingstone, Nova Iorque

30. Hush, JM, Maher, CG e Refshauge, KM 2006, "Risk factors for neck pain in office workers: a prospective study", BMC Musculoskeletal Disorders, vol.7, no.81, pp.1-5, consultado em 26 de abril de 2011,

http://hinarigw.who.int/whalecomwww.biomedcentral.com/whaleco
m0/conte nt/pdf/1471-2474-7-81.pdf

31.Kuorinka, I & Forcier, L 1995, 'Work-related musculoskeletal disorders (WMSDs): a reference book for prevention', em linha, consultado em 4 de agosto de 2011, de http://www.cdc.gov/niosh/docs/97-141/default.html

32.LEGGAT, PA, KEDJARUNE, U e SMITH, DR 2007 'Occupational Health Problems in Modern Dentistry: A Review', Industrial Health, 2007, vol. 45, pp. 611-621, visualizado em 4 de agosto de 2011, <http://www.jniosh.go.jp/en/indu_hel/pdf/IH_45_5_611.pdf>.

33.Levitz, CL & Iannotti, JP 1995, Overuse injuries of the shoulder, viewed 5 August 2011, <http://www.cdc.gov/niosh/docs/97-141/default.html>.

34.Low-Back Musculoskeletal Disorders: Evidence for Work-Relatedness 1997, Instituto Nacional de Segurança e Saúde, revisto em 25 de setembro de 2011, <http://www.cdc.gov/niosh/docs/97-141/ergotxt6.html>.

35.Marras, WS et al. 1995, 'Biomechanical risk factors for occupationally-related low back disorders', visualizado em 05 de agosto de 2011, <http://www.cdc.gov/niosh/docs/97-141/default.html>.

36.Mintz, G and Fraga, A 1973, Severe osteo-arthritis of the elbow in foundry workers, online, viewed 10 August 2011, <http://www.cdc.gov/niosh/docs/97141/default.html>.

37.Moore, JS e Garg, A 1991, Determination of the operational characteristics of ergonomic 1546,viewed20April2011,<http://hinarigw.who.int/whalecominforma healthcare.com/whalecom0/doi/pdf/10.3109/096 38281003611045>.

38.Moore, JS, 1992, Carpal tunnel syndrome: Occupational risk fator, viewed10 august 2011, <http://www.cdc.gov/niosh/docs/97-141/default.html>.

39. Morse, T, Bruneau, H e Dussetschleger, J 2009,' Musculoskeletal disorders of the neck andshoulder in the dental professions', Work, vol. 35, pp. 419-429 visualizado em 2 de maio de 2011< http://hinari gw.who.int/whalecomiospress.metapress.com/whalecom0/content/a2 72q4211t 74507u/fulltext.pdf>

40.Office ergonomics n.d., consultado em 23 de agosto de 2011, <http://www.doa.state.wi.us/ergonomics/course/images/03_stage/pdf /03_030. pdf>.

41.Part, R 2009, 'Musculoskeletal disorders of the knee of workers', viewed 3 January, 2012, <http://www.ncbi.nlm.nih.gov/pubmed/19961084>.

42 Peter, V 2000, Musculoskeletal Disorders: Quais são as causas e os controlos na construção? Revista Construction Safety & Musculoskeletal Disorders, vol. 11, no. 3, visualizado em 15 de maio de 2011, <http://www.csao.org/UploadFiles/Magazine/Vol11No3/musculo.ht m>.

43.Podniece, Z 2008, "Work-related musculoskeletal disorders: Prevention report", 2.ª ed., consultado em 5 de abril de 2011,

<http://osha.europa.eu/en/publications/reports/en_TE8107132ENC.p
df>.

44.Pope, MH, Frymoyer, JW & Andersson, GBJ 1984, 'Occupational low back pain', visualizado a 04 de agosto de 2011,<http://www.cdc.gov/niosh/docs/97141/default.html>.

45. Putz & Anderson 1988, Cumulative Trauma Disorders: A manual for musculoskeletal diseasesoftheupperlimbs,viewed5May2011,<http://www.singhealth.com.sg/HealthMatters/TipsHealthyLiving/Degenerati on/>.

46.Quittan, M 2002, "Management of back pain", Disability and Rehabilitation, vol. 24, no. 8, pp 17-20, consultado em 5 de maio de 2011, < http://ptjournal.apta.org/content/76/8/827.full.pdf>.

47. Ratzon, NZ, ,Yaros, T, Mizlik, A e Kanner, T 2000,' Musculoskeletal symptoms among dentists in relation to work posture', Work, vol.15, pp.153- 158, visualizado a 26Abril2011,http://hinarigw.who.int/whalecomiospress.metapress.com/whalecom0/conten t/vyhnd8m8xhgakbfb/fulltext.pdf

48.Rolander, B e Bellner, LA 2000,' Experience of musculo-skeletal disorders,intensity of pain, and general conditions in work - The case of employees in non-private dental clinics in a county in southern Sweden', Work, vol.17, pp.65-73, consultado em 26 de abril de 2011, <http://hinari
gw.who.int/whalecomiospress.metapress.com/whalecom0/content/9c k52qj7b wtal9qv/fulltext.pdf>.

49.Safety & Health Assessment & Research for Prevention, 2001, consultado em 19 de setembro de 2011,

<http://www.lni.wa.gov/Safety/Research/OccHealth/Reports/CtsBur den/defau lt.asp>.

50.Sakakibara, H et al. 1987, "Relation between overhead work and complaints of pear and apple orchard workers", visualizado a 7 de julho de 2011, <http://www.cdc.gov/niosh/docs/97-141/default.html>.

51. Samantha, D 2001, A lecture note for Bangladesh health professions institute.

52. Samat, AR, Shafei, MN, Yaacob, NA e Yusoff, A 2011, 'Prevalence and Associated Factors of Back Pain among Dental Personnel in North-Eastern State of Malaysia' , International Journal of Collaborative Research on Internal Medicine & Public Health, vol. 3, no. 7 ,< http://www.iomcworld.com/ijcrimph/files/v03-n07-03.pdf>

53.Simoneau, S, St-vincent, M, & Chicoine, D 1996, 'Work-Related Musculoskeletal Disordes(WMSDs)', 1st edn, visualizado em 18 de maio de 2011,<http://www.irsst.qc.ca/media/documents/PubIRSST/RG-126-ang.pdf>.

54.Spineuniverse 2011, Healthy Back Exercises: Strengthen and Stretch, visualizado em 29 de agosto de 2011,<http://www.spineuniverse.com/wellness/exercise/healthyback-exercises-strengthen-stretch>.

55.Stevens, JC et al. 1988, "Carpal tunnel syndrome in Rochester, Minnesota, 1961 -1980", consultado em 7 de agosto de 2011, <http://www.cdc.gov/niosh/docs/97141/default.html>.

56.Wang, PC et al. 2009, 'Self- reported pain and physical sign for musculoskeletal disorders in the upper body region among Loss Angeles garment workers', Work, vol-34, pp. 79-87, viewed 3May,2011,<http://hinarigw.who.int/whalecomwww.ncbi.nlm.nih.gov/whalecom0/pmc/articles/PMC17 40005/pdf/v057p00528.pdf>.

57.http://www.caut.ca/docs/default-source/health-safety-fact-sheets/ohcow-handbook.pdf?sfvrsn=10

58.http://www.lmdental.com/sites/default/files/materials/the_value_of_an_ergonomic_instrument_grip_article_0114_id_18653.pdf

59.http://www.ncbi.nlm.nih.gov/pmc/articles/PMC4144062/

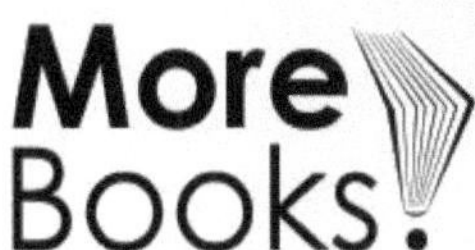

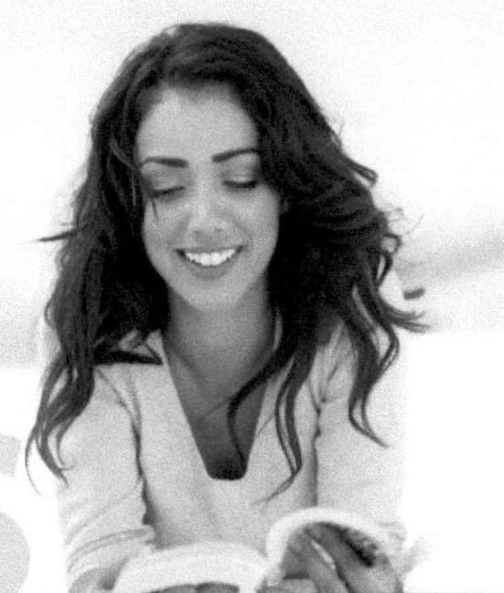

Buy your books fast and straightforward online - at one of world's fastest growing online book stores! Environmentally sound due to Print-on-Demand technologies.

Buy your books online at
www.morebooks.shop

Compre os seus livros mais rápido e diretamente na internet, em uma das livrarias on-line com o maior crescimento no mundo! Produção que protege o meio ambiente através das tecnologias de impressão sob demanda.

Compre os seus livros on-line em
www.morebooks.shop

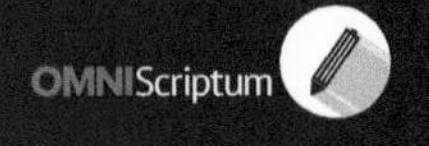

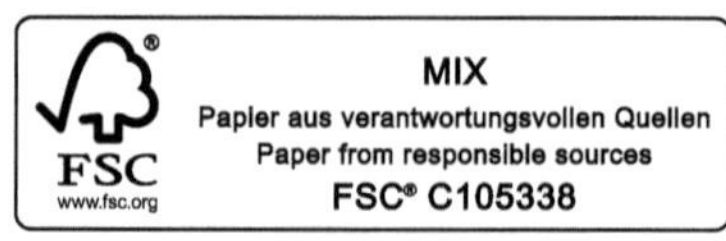

Printed by Books on Demand GmbH, Norderstedt / Germany